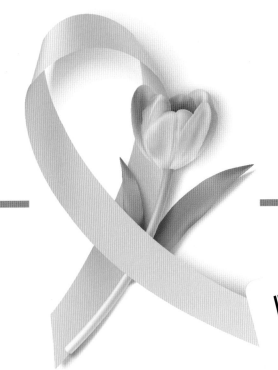

中国临床肿瘤学会
患者教育手册
乳腺癌

主　编　江泽飞　殷咏梅

U0311574

人民卫生出版社

·北京·

主编

江泽飞　中国人民解放军总医院

殷咏梅　江苏省人民医院

副主编（以姓氏笔画为序）

王　翔　中国医学科学院肿瘤医院

王树森　中山大学肿瘤防治中心

王晓稼　中国科学院大学附属肿瘤医院

王海波　青岛大学附属医院

吴　炅　复旦大学附属肿瘤医院

宋尔卫　中山大学孙逸仙纪念医院

张清媛　哈尔滨医科大学附属肿瘤医院

耿翠芝　河北医科大学第四医院

潘跃银　安徽省立医院

编者（以姓氏笔画为序）

马　力　河北医科大学第四医院

王　涛　中国人民解放军总医院第五医学中心

王　翔　中国医学科学院肿瘤医院

王树森　中山大学肿瘤防治中心

王晓稼　中国科学院大学附属肿瘤医院

王海波　青岛大学附属医院

王碧芸　复旦大学附属肿瘤医院

叶松青　福建省立医院

白俊文　内蒙古医科大学附属医院

刘　蜀　贵州医科大学附属医院

闫　敏　郑州大学附属肿瘤医院

江泽飞　中国人民解放军总医院

孙　涛　辽宁省肿瘤医院

李　荣　南方医科大学南方医院

李　曼	大连医科大学附属第二医院	罗　婷	四川大学华西医院
李南林	中国人民解放军空军军医大学西京医院	赵艳霞	华中科技大学同济医学院附属协和医院
李烦繁	安徽医科大学第二附属医院	郝春芳	天津市肿瘤医院
李慧慧	山东第一医科大学附属肿瘤医院	姚　峰	武汉大学人民医院
杨　华	河北大学附属医院	秦文星	复旦大学附属肿瘤医院
吴　昊	江苏省人民医院	耿翠芝	河北医科大学第四医院
吴　炅	复旦大学附属肿瘤医院	聂建云	云南省肿瘤医院
宋尔卫	中山大学孙逸仙纪念医院	莫雪莉	北京大学首钢医院
宋传贵	福建医科大学附属协和医院	殷咏梅	江苏省人民医院
张少华	中国人民解放军总医院第五医学中心	葛　睿	复旦大学附属华东医院
张清媛	哈尔滨医科大学附属肿瘤医院	裴　静	安徽医科大学第一附属医院
陈文艳	南昌市第三医院	熊慧华	华中科技大学同济医学院附属同济医院
陈占红	中国科学院大学附属肿瘤医院	滕月娥	中国医科大学附属第一医院
陈佳艺	上海交通大学医学院附属瑞金医院	潘跃银	安徽省立医院
陈前军	广东省中医院	薛　妍	西安国际医学中心医院肿瘤医院
欧阳取长	湖南省肿瘤医院		

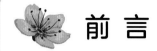

前 言

　　癌症一直是人类生命健康的主要威胁之一，乳腺癌是威胁女性健康的"头号杀手"。2020年，全球新发乳腺癌人数首次超过肺癌，成为全球最常见癌症。乳腺癌在我国的发病率和死亡率呈迅速上升趋势，发病年龄日趋年轻化，让众多女性陷入无尽的痛苦。

　　乳腺癌其实并不可怕，如能早日确诊、规范治疗，患者就可以获得高达95%甚至更高的治愈率。与此同时，随着科学的发展和治疗方式的推陈出新，我国乳腺癌患者的治疗现状已发生巨大变化，可选治疗方案日益增加，乳腺癌的治疗效果正在不断改善，乳腺癌的日常管理已经逐渐趋向慢性病的日常管理。

《中国临床肿瘤学会患者教育手册：乳腺癌》一书由中国临床肿瘤学会乳腺癌患者教育专家委员会专家合作撰写，确保了内容的科学性、严谨性。本书旨在提高乳腺癌患者和家属对该疾病的认知水平，将乳腺癌的基础知识、诊断技术、治疗手段及管理方式，以通俗易懂的语言呈现，减少患者和家属的心理负担，更好地配合医生进行治疗，进而走向康复。

　　希望本书的出版能够帮助乳腺癌患者和家属正确认识乳腺癌，在诊疗过程中积极应对各种问题、解答诸多困惑，让患者享受康复人生！

江泽飞　殷咏梅

2022 年 9 月

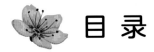

目 录

乳腺癌的诊断及检查

乳腺癌的术前新辅助治疗

乳腺癌的术后辅助治疗

晚期乳腺癌的解救治疗

乳腺癌骨转移

乳腺癌脑转移

乳腺癌的治疗管理

常态化疫情防控背景下乳腺癌患者的全程管理

附 录

乳腺癌的诊断及检查

早期乳腺癌的确诊检查

原发肿瘤的评估

1. 体格检查。
2. 双侧乳腺 X 射线摄影检查。
3. 超声检查。
4. 乳腺磁共振检查。
5. 空芯针穿刺活检。

区域淋巴结的评估

1. 体格检查。
2. 超声检查。

3. 可疑病灶空芯针穿刺 / 细针穿刺活检。

远处病灶的评估

1. 体格检查。
2. 胸部 CT 活检。
3. 腹部 ± 盆腔影像学检查。
4. 骨放射性核素扫描。
5. PET/CT。

爱心小贴士

1. 什么是乳腺 X 射线摄影?

乳腺 X 射线摄影,俗称钼靶摄影,是应用低剂量 X 射线来透视乳腺内部结构的一种影像学检查方法,诊断准确率高,可显示乳腺内部的肿块和细小钙化,是早期发现乳腺癌的首选方法。

2. 针对乳腺的不同影像学检查方法之间有何差异?

乳腺病变可存在肿块、钙化等多种情况,综合分析不同的影像学检查结果有助于医生明确患者的病情。

检查方法	病变类型		
	肿块	钙化	结构扭曲
乳腺 X 射线摄影	★	★★★★	★★
乳腺超声	★★★	★★	★
乳腺 MRI	★★★★	★	★★★★

注:星级越高,代表诊断能力越强。

乳腺癌的病理学诊断

基本病理

1. 病灶大小。
2. 组织学类型。
3. 组织学分级。
4. 是否存在脉管侵犯。
5. 是否合并原位癌。
6. 病灶切缘情况。
7. 病灶周围淋巴结情况。
8. 肿瘤浸润淋巴细胞（TIL）的评估。
9. 乳腺癌新辅助治疗后的病理评估。

分子病理

1. 对所有浸润性乳腺癌病灶进行 ER、PR、HER-2、Ki-67、PD-L1 检测。
2. 进行多基因表达谱检测。

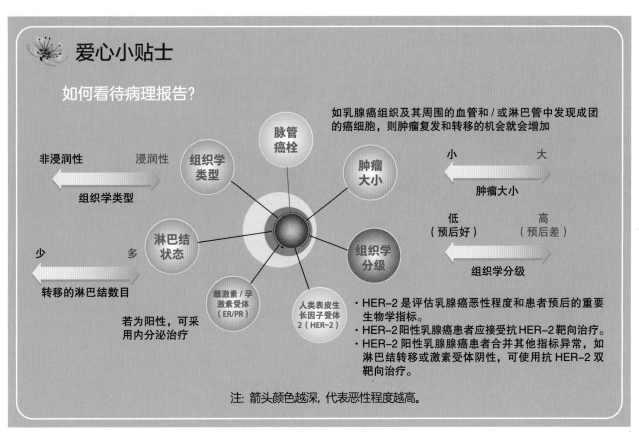

爱心小贴士

如何看待病理报告？

脉管癌栓
如乳腺癌组织及其周围的血管和/或淋巴管中发现成团的癌细胞，则肿瘤复发和转移的机会就会增加

组织学类型

非浸润性 → 浸润性
组织学类型

肿瘤大小
小 → 大
肿瘤大小

淋巴结状态

少 → 多
转移的淋巴结数目

若为阳性，可采用内分泌治疗

组织学分级
低（预后好）→ 高（预后差）
组织学分级

雌激素/孕激素受体（ER/PR）

人类表皮生长因子受体2（HER-2）

· HER-2 是评估乳腺癌恶性程度和患者预后的重要生物学指标。
· HER-2 阳性乳腺癌患者应接受抗 HER-2 靶向治疗。
· HER-2 阳性乳腺腺癌患者合并其他指标异常，如淋巴结转移或激素受体阴性，可使用抗 HER-2 双靶向治疗。

注：箭头颜色越深，代表恶性程度越高。

乳腺癌的分子分型

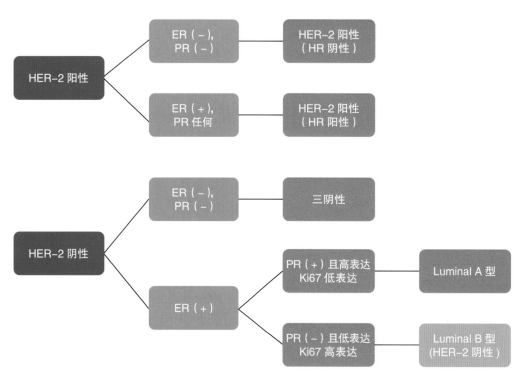

爱心小贴士

1．为何要检测 ER、PR 与 HER-2 等指标？

ER、PR 与 HER-2 是乳腺癌明确的预后指标和药物治疗选择靶标。ER（+）/PR（+）的乳腺癌患者可以选择内分泌治疗。HER-2 阳性是抗 HER-2 靶向药物的适应证。ER、PR 及 HER-2 均为阴性的乳腺癌被称为"三阴性乳腺癌"，患者可以选择以化疗为基础的治疗，或联合靶向治疗和免疫治疗。

2．患者是否需要进行 BRCA 基因检测？

BRCA 基因具有抑制肿瘤发生的作用。BRCA1 和 BRCA2 基因突变会增加患乳腺癌、卵巢癌、前列腺癌、结直肠癌或黑色素瘤、皮肤癌的风险。在乳腺癌患者中，携带 BRCA 基因突变的患者在辅助治疗、晚期解救治疗阶段均可应用多腺苷二磷酸核糖聚合酶（poly ADP-ribose polymerase，PARP）抑制剂。

3. 如何检测 HER-2 的表达情况?

检测 HER-2 的表达情况对于判断乳腺癌患者的预后以及对制订有效治疗方案具有重要意义。检测 HER-2 表达情况的常用方法有两种，即免疫组织化学染色（IHC）法及原位杂交（ISH）法。

目前 HER-2 的检测结果分为三种类型（三分法），即 HER-2 阳性、HER-2 低表达、HER-2 阴性。

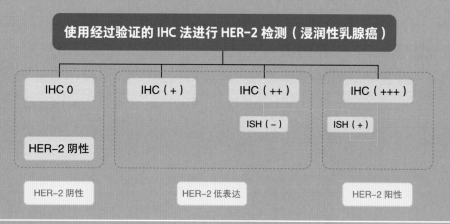

PD-L1 在乳腺癌中的评估

临床研究显示，PD-L1 表达水平与 PD-1/PD-L1 抑制剂的疗效相关，对于 PD-L1 表达水平的准确评估将会影响患者的后续治疗。因多数 PD-1/PD-L1 抑制剂有特定的伴随诊断，故检测平台、检测抗体克隆号的选择需要有所侧重。

肿瘤浸润淋巴细胞在浸润性乳腺癌中的评估

肿瘤浸润淋巴细胞（tumor infiltrating lymphocyte，TIL）的评估可以提供不同实体肿瘤类型的重要预后信息，在预测治疗反应方面也可能具有一定价值。临床研究显示，TIL 可以预测三阴性乳腺癌及 HER-2 阳性乳腺癌患者的治疗效果。

乳腺癌新辅助治疗后的病理评估

在乳腺癌新辅助治疗后的病理评估中，目前国内常用 Miller-Payne 系统（MP 系统），该系统将治疗前空芯针穿刺标本与治疗后的手术标本进行比较，主要针对新辅助治疗后乳腺原发灶残余肿瘤细胞的丰富程度进行评估，共分为 5 级。分级越高，新辅助治疗的疗效越好。

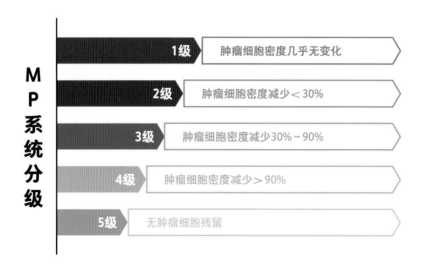

爱心小贴士

1．什么是乳腺癌病理学完全缓解？

乳腺癌病理学完全缓解（pCR）定义为乳腺原发灶无浸润性癌（可存在导管原位癌）且区域淋巴结阴性，是治疗敏感和预后良好的标志。即患者经过全身治疗后，在乳腺癌手术标本的病理切片中找不到肿瘤成分。

2．如果患者未能达到病理学完全缓解应该怎么办？

患者是否达到 pCR 只是对新辅助治疗阶段治疗效果的评估，后续可根据患者的 HER-2 水平、激素受体表达、BRCA 基因突变状态等进行相应的强化治疗，也就是说这类患者仍然有机会达到与 pCR 患者同样的生存结果。

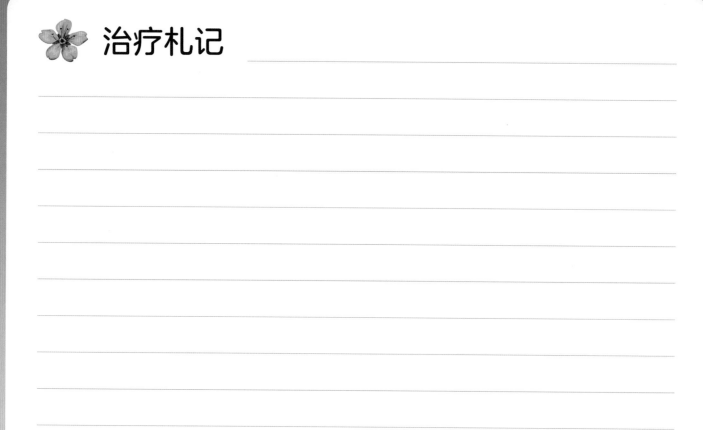

治疗札记

乳腺癌的术前新辅助治疗

新辅助治疗是指在手术前进行全身药物治疗。治疗前充分评估患者的局部肿瘤情况和全身情况对于制订科学、合理的治疗方案至关重要。

 ## 治疗前评估

一般状况评估

1．既往史（尤其需要关注与治疗相关的重要病史信息）。

2．体格检查。

3．血液学检查。

4．评估主要脏器功能（包括肝脏、肾脏、心脏功能）。

5．育龄期女性建议进行生育咨询。

病理学检查

肿瘤病理类型、组织学分级、分子特征（HER-2、ER、PR、Ki-67）。

影像学检查

1．B超、CT、MRI检查可以明确肿瘤的大小、定位。

2．CT检查可以对患者进行全身评估。

爱心小贴士

1. 疗效评估中的 CR、PR、PD、SD 的具体含义是什么?

完全缓解（complete response，CR）指所有靶病灶消失，无新病灶出现，至少维持 4 周；部分缓解（partial response，PR）指靶病灶最大径之和减少 ≥ 30%，至少维持 4 周；疾病稳定（stable disease，SD）指靶病灶最大径之和缩小未达 PR，或增大未达 PD；疾病进展（progressive disease，PD）指靶病灶最大径之和至少增加 ≥ 20%，或出现新病灶。

2. 新辅助治疗的评估时间和频率是怎样的?

治疗前以及每两个治疗周期后，医生会根据患者新辅助治疗中的疗效评估结果决定后续新辅助治疗是按照既定方案执行还是进行方案调整。

新辅助治疗的适用人群

满足以下条件之一的患者可选择新辅助治疗。

1. 肿块较大（直径＞5cm）。
2. 腋窝淋巴结转移。
3. HER-2 阳性。
4. 三阴性乳腺癌。
5. 有保乳意愿，但肿瘤占乳房体积的比例较大而难以保乳。

HER-2 阳性乳腺癌患者的新辅助治疗

治疗原则

1. 推荐以曲妥珠单抗为基础的联合化疗，符合单靶治疗的患者都可以考虑进行双靶治疗。

2. 患者应该完成预先计划的治疗周期，完成足疗程的治疗后再行手术。术后医生会根据患者新辅助治疗靶向药物的使用情况及术后病理缓解情况决定后续的辅助治疗方案。

治疗方法概述

1. 抗 HER-2 单抗联合紫杉类为基础的方案，优先推荐 TCbHP、THP 方案。

2. 可以考虑 TCbH、AC-THP 方案或者参加科学且设计合理的临床研究，如 H+TKI、抗 HER-2 ADC 等。

注：T，即紫杉类，包括多西他赛、白蛋白紫杉醇、紫杉醇；A，即蒽环类，包括表柔比

星、吡柔比星、多柔比星；C，即环磷酰胺；Cb，即卡铂；H，即曲妥珠单抗；P，即帕妥珠单抗；TKI，即酪氨酸激酶抑制剂；ADC，即抗体偶联药物。

新辅助治疗后 HER-2 阳性乳腺癌患者的辅助治疗

1. **新辅助抗 HER-2 治疗仅使用曲妥珠单抗**

   病理学完全缓解（pCR）：推荐采用曲妥珠单抗 + 帕妥珠单抗治疗，也可选择曲妥珠单抗治疗。

   未达病理学完全缓解（non pCR）：推荐 T-DM1 或者曲妥珠单抗 + 帕妥珠单抗治疗，也可以选择 HP 后序贯奈拉替尼治疗。

2. **新辅助抗 HER-2 治疗使用曲妥珠单抗联合帕妥珠单抗**

   病理学完全缓解（pCR）：推荐曲妥珠单抗 + 帕妥珠单抗治疗，也可选择曲妥珠单抗治疗。

   未达病理学完全缓解（non pCR）：推荐 T-DM1 或者曲妥珠单抗 + 帕妥珠单抗治疗，或者 HP 后序贯奈拉替尼治疗。

　　注：新辅助治疗使用双靶治疗的患者，若未达 pCR，应合理选择后续治疗。在足疗程的前提下，若肿瘤退缩明显（如 MP 分级为 3 ~ 4 级），专家组倾向于继续使用双靶治疗；若肿瘤退缩不明显（如 MP 分级为 1 ~ 2 级），专家组更倾向于换用 T-DM1 治疗。

 爱心小贴士

为什么新辅助治疗后患者要进行病理评估？

　　对新辅助治疗后的乳腺标本进行病理评估非常重要，医生可据此判断患者的治疗效果，并预测患者的预后。pCR 可作为乳腺癌新辅助药物临床试验中替代预后的研究终点。是否达到 pCR 是乳腺癌患者调整后续辅助治疗方案的重要依据。

三阴性乳腺癌患者的新辅助治疗

治疗原则

1. 蒽环类联合紫杉类治疗有效者，应按照既定方案完成新辅助治疗。
2. 蒽环类联合紫杉类疗效欠佳者，则可以考虑更换化疗方案，争取手术机会。
3. 新辅助治疗后未达 pCR 者，术后加用 6~8 周期卡培他滨治疗。

治疗方法概述

1. 优先选择蒽环类联合紫杉类方案，如 TAC、AT；或者含铂方案，如 TP。
2. 也可考虑选择 AC-T 或者 AC-TP 方案，或者参加严格设计的临床研究。
3. 可以选择化疗联合 PD-1 抑制剂。

    注：T，即紫杉类，包括多西他赛、白蛋白紫杉醇、紫杉醇；A，即蒽环类，包括表柔比

星、吡柔比星、多柔比星；C，即环磷酰胺；P，即铂类。

新辅助治疗后三阴性乳腺癌患者的辅助治疗

1．**病理学完全缓解（pCR）** 一般不需要特殊治疗，若新辅助治疗已使用 PD-1 抑制剂，则继续使用 PD-1 抑制剂满 1 年。

2．**未达病理学完全缓解（non pCR）** 在足疗程的前提下，术后可给予未达病理学完全缓解的患者 6 ~ 8 周期的卡培他滨治疗；*BRCA* 基因突变的患者，在新辅助治疗后也可考虑使用奥拉帕利治疗；新辅助治疗已使用 PD-1 抑制剂者应继续使用 PD-1 抑制剂满 1 年。

爱心小贴士

1．三阴性乳腺癌患者新辅助治疗中加用铂类药物效果更好吗？

已有研究显示，铂类药物的加入可以提高三阴性乳腺癌患者术前化疗的缓解率，但由于目前临床研究数据并不多，所以并不常规推荐将含铂方案作为三阴性乳腺癌患者的新辅助治疗。对于年轻的三阴性乳腺癌患者，尤其是存在 *BRCA* 基因突变时，可考虑术前采用含铂方案进行治疗。

2．三阴性乳腺癌患者新辅助治疗中加用免疫治疗药物效果更好吗？

有研究显示，对三阴性乳腺癌患者，新辅助治疗时在紫杉类和铂类药物的基础上增加 PD-1/PD-L1 抑制剂可以显著提高患者的 pCR 率。考虑到目前我国 PD-1/PD-L1 抑制剂的适应证，现阶段仅推荐患者参加严格设计的临床研究。

激素受体阳性乳腺癌患者的新辅助治疗

治疗原则

1．激素受体阳性乳腺癌患者的新辅助化疗方案与三阴性乳腺癌患者的新辅助治疗方案类似。

2．对需要进行术前新辅助治疗而又不适合化疗、暂时不适合手术或无须即刻手术的患者，以及对新辅助化疗不敏感的激素依赖型患者，可考虑进行新辅助内分泌治疗。

3．新辅助内分泌治疗一般应每两个月进行一次疗效评估，治疗有效且可耐受的患者，可持续治疗至6个月。患者完成术前内分泌治疗后接受手术治疗，根据术后病理结果选择后续治疗方案。

4．目前针对绝经前患者的术前内分泌治疗与术前化疗的疗效对比，临床研究结果有限，除临床研究外，目前原则上不推荐对绝经前患者采用术前内分泌治疗。

治疗方法概述

1. 激素受体阳性乳腺癌患者的新辅助化疗方案 优先选择蒽环类联合紫杉类方案，如 TAC、AT；或者含铂方案，如 TP；也可考虑选择 AC-T。

注：T，即紫杉类，包括多西他赛、白蛋白紫杉醇、紫杉醇；A，即蒽环类，包括表柔比星、吡柔比星、多柔比星；C，即环磷酰胺。

2. 激素受体阳性乳腺癌患者的新辅助内分泌治疗方案 绝经后患者优先选择 AI 或者 AI+CDK4/6 抑制剂，也可以选择氟维司群或者严格设计的临床研究。

 爱心小贴士

新辅助内分泌治疗的疗效评估时间及治疗持续时间是怎样的？

通常情况下，采用新辅助内分泌治疗的患者应每两个月进行一次疗效评估，治疗有效且可耐受的患者可持续治疗至 6 个月。

治疗札记

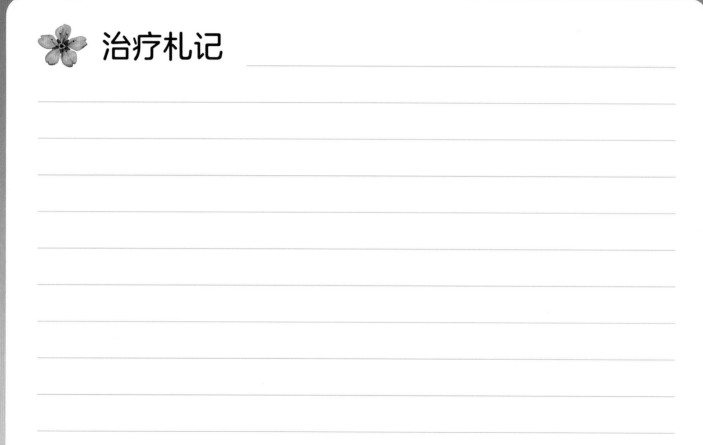

治疗札记

乳腺癌的术后辅助治疗

辅助治疗前的评估及检查

肿瘤相关评估

1．肿瘤分期。

2．肿瘤病理类型、组织学分级、分子特征（ER、PR、HER-2、Ki-67）。

3．多基因表达谱检测，如 21 基因复发风险评估、70 基因检测、28 基因检测。

自身状况评估

1．既往史（尤其关注与治疗相关的重要病史信息）。

2．体格检查。

3．血液学检查。

4．评估主要脏器功能（包括肝脏、肾脏、心脏功能）。

5．心理评估及疏导。

6．育龄期女性必要时进行生育咨询。

7．遗传性乳腺癌的高危患者应进行遗传学咨询。

28

爱心小贴士

所有乳腺癌患者术后都需要进行多基因表达谱检测吗?

并非如此,目前多基因表达谱检测主要应用于部分 HR(+)、HER-2 阴性的乳腺癌术后患者,以评估其术后复发风险、可否免除辅助化疗。其他患者除非有医生的明确建议,否则无须进行多基因表达谱检测。

HER-2 阳性乳腺癌患者的辅助治疗

1．早期乳腺癌辅助治疗的目的是争取治愈，所以强调要接受标准、规范的治疗，包括标准的治疗方案、治疗药物、治疗剂量和疗程。

2．腋窝淋巴结阳性的患者，推荐使用帕妥珠单抗＋曲妥珠单抗辅助治疗；腋窝淋巴结阴性且无其他危险因素（如组织学 3 级、Ki-67 高表达等）的患者，推荐使用曲妥珠单抗辅助治疗。

3．腋窝淋巴结阳性的高危患者，初始辅助治疗结束后可考虑序贯奈拉替尼治疗。

4．曲妥珠单抗 ± 帕妥珠单抗的辅助治疗时长为 12 个月，奈拉替尼治疗时长为 12 个月。

5．曲妥珠单抗 ± 帕妥珠单抗联合蒽环类药物可能增加心脏毒性，曲妥珠单抗 ± 帕妥珠单抗的辅助治疗推荐在蒽环类药物化疗后使用。

6．对于激素受体阳性患者，如低危患者无须化疗，或虽需要化疗但患者无法耐受化疗的，可以考虑采用内分泌治疗联合靶向治疗。

治疗方法概述

1. 曲妥珠单抗＋帕妥珠单抗双靶治疗方案包括 AC-THP、TCbHP。
2. 曲妥珠单抗单靶治疗方案包括 AC-TH、TCbH、TC+H、wTH。

　注：A，即蒽环类，包括表柔比星、吡柔比星、多柔比星；T，即紫杉类，包括多西他赛、紫杉醇；C，即环磷酰胺；Cb，即卡铂；H，即曲妥珠单抗；P，即帕妥珠单抗。

 爱心小贴士

　　所有 HER-2 阳性乳腺癌患者术后都需要接受帕妥珠单抗＋曲妥珠单抗双靶治疗吗？

　　不是，曲妥珠单抗＋帕妥珠单抗双靶治疗适用于高危患者，如腋窝淋巴结阳性患者；对于腋窝淋巴结阴性患者，需要综合考虑其他危险因素（如肿瘤较大、ER 阴性、组织学 3 级，Ki-67 高表达等）以选择最佳的治疗方案。

三阴性乳腺癌患者的辅助治疗

治疗原则

1. 早期乳腺癌辅助治疗的目的是争取治愈，所以强调要接受标准、规范的治疗，包括标准的治疗方案、治疗药物、治疗剂量和疗程。

2. 高危患者（如腋窝淋巴结阳性或肿瘤直径＞2cm）推荐使用蒽环类联合／序贯紫杉类方案；复发风险较低患者（肿瘤直径≤2cm且淋巴结阴性）推荐使用含蒽环类或紫杉类方案。

3. 三阴性乳腺癌高危患者在初始辅助治疗结束后可序贯卡培他滨或奥拉帕利（gBRCA 突变者）强化治疗 1 年。

治疗方法概述

1. 蒽环类联合／序贯紫杉类方案包括 AC-T、ddAC-ddT、TAC、FEC-T、AC-TP。

2. 含蒽环类或紫杉类方案包括 AC、TC×4、TC×6。

3. 强化治疗方案包括奥拉帕利、卡培他滨。

　注：A，即蒽环类，包括表柔比星、吡柔比星、多柔比星；E，即表柔比星；T，即紫杉类，包括紫杉醇、多西他赛；F，即 5-FU；C，即环磷酰胺；P，即铂类。

 爱心小贴士

　哪些三阴性乳腺癌患者初始辅助治疗后需要接受强化治疗？

　复发风险较高的三阴性乳腺癌患者需要接受强化治疗，如腋窝淋巴结阳性或肿块较大的患者。

激素受体阳性乳腺癌患者的辅助化疗

1. 高危患者（阳性淋巴结≥4个，或1~3个阳性淋巴结伴其他危险因素，如 Ki-67 ≥30%、肿瘤直径＞2cm、年龄＜35岁）推荐使用蒽环类联合/序贯紫杉类方案辅助治疗。

2. 中危患者（1~3个阳性淋巴结且不伴危险因素，或腋窝淋巴结阴性伴危险因素）推荐应用含蒽环类或紫杉类方案。

3. 低危患者（腋窝淋巴结阴性且不伴危险因素）可免除辅助化疗。

4. 对于部分中危患者，可进行多基因表达谱检测以判断是否可以免除辅助化疗。

5. 对 ER 弱阳性的患者（阳性率为1%~9%），其生物学行为与 ER 阴性患者相似，不建议放弃辅助化疗。

1．蒽环类联合 / 序贯紫杉类方案包括 AC-T、ddAC-ddT、TAC、FEC-T。

2．含蒽环类或紫杉类方案包括 AC、TC×4、TC×6。

　注：A，即蒽环类，包括表柔比星、吡柔比星、多柔比星；E，即表柔比星；T，即紫杉类，包括紫杉醇、多西他赛；F，即 5-FU；C，即环磷酰胺。

 激素受体阳性乳腺癌患者的辅助内分泌治疗

治疗原则

1．辅助内分泌治疗对激素受体阳性的乳腺癌患者至关重要，所有激素受体阳性的乳腺癌患者术后均需要接受辅助内分泌治疗。

2．绝经后患者使用芳香化酶抑制剂进行初始治疗，高危患者推荐联合 2 年的阿贝西利强化治疗。

3. 绝经前患者根据复发风险选择初始辅助内分泌治疗。高危患者推荐卵巢功能抑制治疗＋内分泌治疗联合2年的阿贝西利强化治疗；中危患者推荐卵巢功能抑制治疗＋他莫昔芬治疗；低危患者推荐他莫昔芬治疗。

4. 辅助内分泌治疗的初始治疗时长为5年，对于复发风险较高的人群，可权衡治疗获益与不良反应以决定是否延长内分泌治疗时间。

5. 不建议患者同时接受辅助内分泌治疗与辅助化疗，可于化疗结束后再开始内分泌治疗，放疗与内分泌治疗可先后或同时进行。

治疗方法概述

1. 绝经后辅助内分泌治疗方案包括 AI+ 阿贝西利、AI。

2. 绝经前辅助内分泌治疗方案包括 OFS+AI+ 阿贝西利、OFS+TAM+ 阿贝西利、OFS+AI、OFS+AI、TAM。

注：AI，即芳香化酶抑制剂，包括非甾类 AI，如来曲唑、阿那曲唑；甾类 AI，如依西美坦。TAM，即他莫昔芬。OFS，即卵巢功能抑制。

 爱心小贴士

1．激素受体阳性乳腺癌患者术后行辅助内分泌治疗，还需要接受辅助化疗吗？

部分低危患者可免除辅助化疗；对于中高危患者，辅助化疗可进一步降低复发转移风险，不可免除。

2．辅助内分泌治疗需要持续多久，可以缩短治疗时间吗？

一般辅助内分泌治疗的初始治疗时长为 5 年，对于复发风险较高的患者，需要权衡治疗获益与不良反应以进一步评估是否有必要延长内分泌治疗的时间。

乳腺癌患者术后辅助放疗

治疗原则

1．原则上接受保乳手术的患者均需要接受放疗；接受全乳切除术的高危患者（T_{3-4} 或腋窝淋巴结阳性）同样需要接受放疗。

2．对于接受新辅助治疗的患者，应综合考虑新辅助治疗前的初始分期和新辅助治疗后的病理分期，依据最高分期判断放疗指征。

3．无辅助化疗指征的患者术后放疗开始时间建议安排在手术后 8 周内。

4．放疗可与靶向治疗、内分泌治疗同期进行。

爱心小贴士

乳腺癌患者术后何时开始放疗？

对于无辅助化疗指征的患者，建议在手术后 8 周内开始放疗；对于术后接受辅助化疗的患者，建议在化疗结束后 2 ~ 4 周内开始放疗。

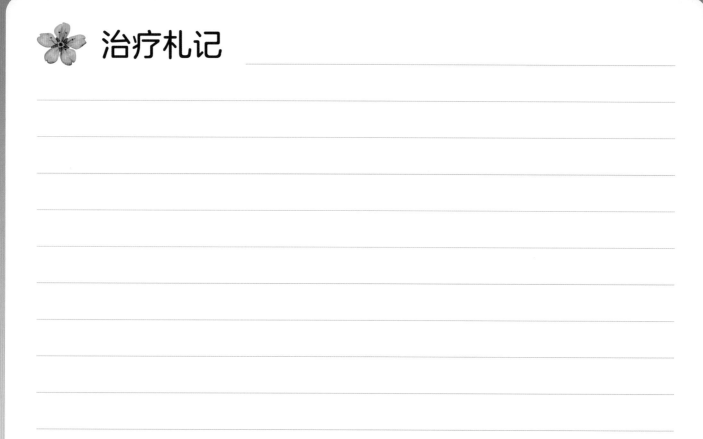

治疗札记

晚期乳腺癌的解救治疗

晚期乳腺癌的检查及评估

一般状况评估

1. 既往治疗史，包括术前新辅助治疗、术后辅助治疗以及复发转移阶段的治疗。
2. 体格检查。
3. 血液学检查。
4. 评估主要脏器功能（如肝脏、肾脏、心脏功能）。
5. 心理评估及疏导。

病理学检查

1. 若有必要，应对乳腺癌原发灶进行病理会诊。
2. 鼓励对复发转移病灶进行再活检病理检测。

影像学检查

1．常规推荐进行胸部 CT 检查以及腹部、盆腔超声检查，如存在可疑病灶，建议行腹部、盆腔 CT 或 MRI 检查。

2．患者出现骨痛、病理性骨折、碱性磷酸酶升高或高钙血症时，应行骨放射性核素扫描（ECT），并行相应部位的 X 线、CT 或 MRI 检查以进一步明确病情。

3．PET/CT 检查有助于评估患者有无全身转移病灶，但其并非评估疗效的常规手段。

4．当患者存在脑转移症状或体征时，应行头颅 MRI 或 CT 检查，部分无症状三阴性、HER-2 阳性或疾病进展迅速的乳腺癌患者应定期行头颅影像学检查。

爱心小贴士

1. 晚期乳腺癌患者在治疗期间应多久进行一次影像学复查?

原则上每两个周期治疗后患者应进行影像学复查，以评估病情变化情况及治疗效果。

2. 肿瘤标志物升高是否提示病情进展，需要更换治疗方案吗?

肿瘤标志物升高可能是肿瘤进展的表现，也可能是治疗有效的一过性表现。如果出现肿瘤标志物升高的情况，建议患者在 1 个月后复查，医生会结合患者的症状和影像学检查结果进行综合判断。通常情况下，单纯的肿瘤标志物升高不能作为更换治疗方案的依据。

HER-2 阳性晚期乳腺癌患者的解救治疗

适合人群

　　乳腺癌原发灶或复发转移灶的活检标本免疫组化提示 HER-2（+++）或 HER-2（++）且行荧光原位杂交（FISH）检查提示 *HER-2* 基因扩增的乳腺癌患者，均应尽早接受抗 HER-2 治疗。

治疗原则

1. **治疗时机**　所有 HER-2 阳性复发转移性乳腺癌患者均应尽早接受 HER-2 靶向治疗。
2. **方案选择**　优先选择抗 HER-2 治疗联合化疗，部分激素受体阳性的患者因疾病进展缓慢或不适合化疗，可以选择抗 HER-2 治疗联合内分泌治疗。
3. **治疗时长**　治疗有效的患者应持续进行治疗；如患者因非病情进展原因而暂停治疗，疾病进展时可恢复既往有效的治疗方案。

治疗方法

1. **曲妥珠单抗治疗敏感**　曲妥珠单抗为基础方案，优先选择曲妥珠单抗＋帕妥珠单抗的联合化疗；也可选择 H＋化疗，吡咯替尼＋卡培他滨治疗；或选择 H＋P＋其他化疗药物治疗。

2. **曲妥珠单抗治疗失败**　优先选择吡咯替尼＋卡培他滨、TDM1 治疗；也可选择 T-Dxd 治疗；或选择奈拉替尼＋卡培他滨治疗、拉帕替尼＋卡培他滨治疗、TKI 联合其他化疗、HP＋其他化疗、马吉妥昔单抗＋化疗。

3. **TKI 治疗失败**　目前没有标准治疗方案，可以选择抗 HER-2 的 ADC 类药物治疗、HP 联合其他化疗、另一类 TKI＋化疗，或者严格设计的临床研究。

　　注：H，即抗 HER-2 单抗，包括曲妥珠单抗、生物类似物、伊尼妥单抗；P，即帕妥珠单抗；TDM1，即恩美曲妥珠单抗；TKI，即吡咯替尼、拉帕替尼、奈拉替尼；ADC，即抗体偶联药物；T-Dxd，即新型 ADC 类药物 DS-8201。

爱心小贴士

1. 抗 HER-2 治疗需要持续多久？

针对复发转移性乳腺癌患者的治疗目标为控制病情、缓解症状和延长生存时间。患者需要进行持续有效的抗 HER-2 治疗，才能达到长期带瘤生存的目的，这有别于术后辅助治疗的 1 年时长。患者切不可擅自中断治疗，若出现相关不良反应，应及时与主诊医生沟通。

2. 应该如何选择抗 HER-2 药物？

未经治疗的患者，首选以曲妥珠单抗为基础的治疗方案，曲妥珠单抗联合帕妥珠单抗的双靶治疗优于单靶治疗。曲妥珠单抗辅助治疗结束 1 年以上复发的患者，可以再次使用以曲妥珠单抗为基础的治疗方案。停药间隔 1 年内复发的患者，可以选择 ADC 类药物或小分子 TKI 类药物治疗。

3. ADC 类药物的作用机制是什么？

抗体偶联药物是一种克服了传统化疗及靶向治疗的局限性，相对新颖的抗癌生物制剂。

这类药物的作用机制如下：①通过单克隆抗体的靶向性和选择性识别肿瘤细胞表面的靶抗原；②通过高抗肿瘤活性细胞毒性化疗药物杀伤肿瘤细胞；③部分 ADC 杀伤目标肿瘤细胞后，细胞毒性化疗药物进入邻近细胞继续发挥杀伤作用，展现旁观者效应。

4. 患者出现脑转移应该怎么办？

HER-2 阳性乳腺癌患者在曲妥珠单抗联合治疗过程中出现脑转移，如颅外病灶没有进展，经有效的脑转移局部治疗后可继续使用原方案治疗，或更换为 TKI 类药物治疗（如拉帕替尼或吡咯替尼）。

晚期三阴性乳腺癌患者的解救治疗

晚期三阴性乳腺癌患者的治疗以化疗为主，近年来随着一些新型治疗方法，如免疫靶向治疗、ADC 类药物的研发及进入临床，给上述患者带来了新希望。

治疗原则

1．推荐的首选化疗方案包括单药化疗或联合化疗。与单药化疗相比，联合化疗通常有更高的客观缓解率和无疾病进展时间，然而联合化疗的毒性较大且生存获益有限，因此仅需要使肿瘤迅速缩小或症状迅速缓解的患者才会选择联合化疗，以耐受性和生活质量作为优先考虑因素的患者首选单药化疗。

2．每个治疗方案的持续时间（周期数）和能否接受多线化疗，应根据患者的具体情况决定。对于联合化疗有效的患者，完成 6～8 个周期的治疗后可考虑维持治疗策略。

治疗策略

1. **紫杉类治疗敏感** 优先选择单药紫杉类或者除紫杉类以外的单药治疗，联合治疗可选择 TX、GT、TP 方案，或联合 PD-1 抑制剂、贝伐珠单抗，或奥拉帕利单药治疗。

2. **紫杉类治疗失败** 优先选择除紫杉类以外的单药治疗，联合治疗可选择 NP、GP、NX 方案、优替德隆 + 卡培他滨治疗，或联合 PD-1 抑制剂、贝伐珠单抗，或戈沙妥珠单抗、奥拉帕利单药治疗。

爱心小贴士

哪些人群适合接受免疫治疗？

目前，大型临床研究提示化疗联合 PD-1 抑制剂在肿瘤表达 PD-L1 且合并阳性评分（CPS）≥ 10 分的患者中相比化疗可以显著提高无进展生存时间（PFS）。这些研究提示免疫检查点抑制剂在三阴性乳腺癌（TNBC）具有潜在的应用价值，不过不同研究的联合药物、获益人群、预测指标不同，且目前免疫检查点抑制剂在我国尚未获批乳腺癌适应证，因此专家组鼓励患者积极参加临床研究，在临床研究中谨慎接受免疫检测点抑制剂治疗。

激素受体阳性晚期乳腺癌患者的内分泌治疗

　　内分泌治疗是激素受体阳性晚期乳腺癌患者的重要治疗手段，近年来多种内分泌靶向药物的问世进一步提高了内分泌治疗的疗效，为患者带来了更好的生活质量和更长的生存时间。

适合人群

1. 原发病灶或复发转移病灶病理检查示激素受体阳性。
2. 肿瘤进展缓慢。
3. 无内脏危象（如脑膜转移、弥漫肝转移、肺癌性淋巴管炎、骨髓转移）的患者。

治疗原则

1. 对于激素受体阳性晚期乳腺癌患者，为了延长患者的生存时间、提高患者的生活质量，接受标准规范的治疗至关重要，包括标准的治疗方案、治疗药物、治疗剂量和治疗周期等。

2．内分泌治疗方案的选择要结合患者既往的内分泌治疗方案、疗效及不良反应、无病间期（手术至首次发现复发转移的时间间隔）、复发转移的疾病负荷、患者的经济情况、个人意愿进行综合判断。

3．对于绝经前患者，可在有效的卵巢功能抑制治疗后遵循绝经后患者内分泌治疗方案推荐进行治疗。有效的卵巢功能抑制手段包括使用药物抑制卵巢功能（如应用戈舍瑞林、亮丙瑞林）、手术切除卵巢等。

4．内分泌治疗获益的患者，应尽可能持续治疗直至疾病进展，内分泌治疗期间应注意评估患者的不良反应。

5．原则上不推荐联合应用内分泌治疗和化疗。

治疗策略

1．**未经内分泌治疗**　首选 AI+CDK4/6 抑制剂治疗，也可选择 AI、氟维司群 ±CDK4/6 抑制剂治疗。

2．TAM 治疗失败 首选 AI+CDK4/6 抑制剂、AI+ 西达本胺治疗，也可选择 AI、氟维司群 ±CDK4/6 抑制剂治疗。

3．非甾类 AI 治疗失败 首选氟维司群 +CDK4/6 抑制剂、甾类 AI+ 西达本胺治疗，也可选择甾类 AI+CDK4/6 抑制剂、甾类 AI+ 依维莫司、氟维司群治疗。

4．甾类 AI 治疗失败 首选氟维司群 +CDK4/6 抑制剂治疗，也可选择氟维司群、非甾类 AI+CDK4/6 抑制剂治疗。

5．CDK4/6 抑制剂治疗失败 目前并无标准治疗，可以选择西达本胺 + 内分泌治疗、另一种 CDK4/6 抑制剂 + 内分泌治疗，或参加严格设计的临床研究。

注：AI，即芳香化酶抑制剂，包括非甾类 AI，如来曲唑、阿那曲唑；甾类 AI，如依西美坦。TAM，即他莫昔芬。OFS，即卵巢功能抑制。CDK4/6 抑制剂，包括阿贝西利、哌柏西利、达尔西利。

爱心小贴士

1．是否所有复发转移性乳腺癌患者都需要重新进行穿刺活检？

建议尽可能地对复发转移性病灶进行穿刺活检，以进一步明确受体状态。

2．内分泌治疗要持续多久？

标准规范的内分泌治疗是获得疗效的关键，除疾病进展或患者不能耐受不良反应经与主诊医生协商后换药治疗外，其余患者均应接受治疗直至疾病进展。

3．内分泌治疗与化疗孰优孰劣？

对于快速进展或者对内分泌治疗耐药的患者，宜选择化疗控制病情；对于疾病进展缓慢或者对内分泌治疗敏感的患者，通常将内分泌治疗作为首选。

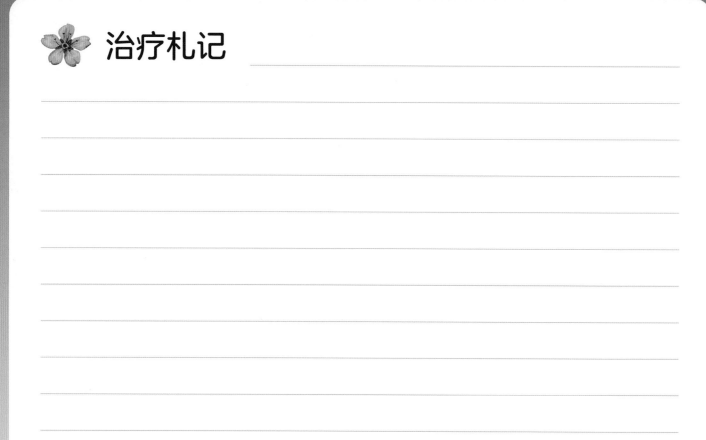

治疗札记

乳腺癌骨转移

骨转移的临床表现及诊断

　　乳腺癌患者若出现骨痛等不适，或出现血钙、碱性磷酸酶、乳酸脱氢酶升高，或肿瘤标志物（如 CEA、CA15-3）异常升高，应及时行骨放射性核素扫描（ECT）。ECT 如发现异常浓聚，应对可疑部位行 X 线、CT 或 MRI 检查，必要时应进行骨活检以明确是否存在骨破坏。

 ## 骨转移的治疗原则概述

1. **治疗时期**　所有乳腺癌骨转移患者均应尽早进行治疗。
2. **方案选择**　根据患者乳腺癌的类型选择全身抗肿瘤药物治疗、骨改良药物治疗、手术治疗或局部放疗。

骨转移的治疗方法概述

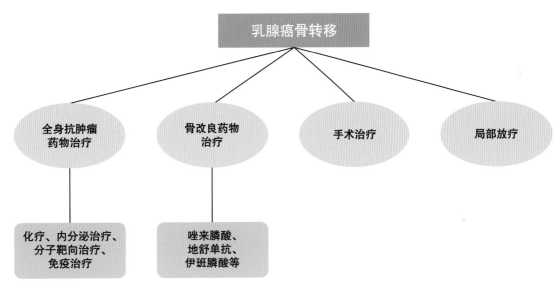

乳腺癌骨转移

- 全身抗肿瘤药物治疗
  - 化疗、内分泌治疗、分子靶向治疗、免疫治疗
- 骨改良药物治疗
  - 唑来膦酸、地舒单抗、伊班膦酸等
- 手术治疗
- 局部放疗

爱心小贴士

1．出现骨转移后患者会面临哪些风险？

常见的风险包括骨质疏松、骨折、骨痛、脊髓压迫。

2．长期使用双膦酸盐的注意事项有哪些？

患者应该检测血清电解质（如血清钙、磷酸盐、镁等）及血肌酐指标；每日补充钙和维生素 D；定期进行口腔检查，注意口腔清洁，尽量避免拔牙等口腔手术。

3．唑来膦酸需要治疗多久？

通常，唑来膦酸每 3～4 周注射 1 次，对于病情稳定的骨转移患者，唑来膦酸连用 2 年后可改为每 3 个月使用 1 次。

治疗札记

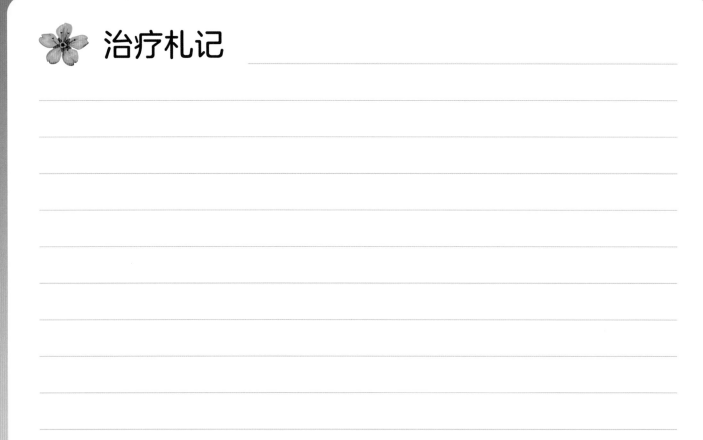

治疗札记

乳腺癌脑转移

脑转移的临床表现及诊断

　　脑转移包括脑实质转移和脑膜转移。脑实质转移的临床表现主要有头痛、呕吐、血压升高、视物模糊、意识不清、排便失禁，也可能出现精神症状、癫痫发作、局部肢体感觉或运动障碍等。脑膜转移常表现为头痛、呕吐、意识模糊、癫痫发作等。

　　头颅增强 MRI 是诊断脑转移的首选影像学检查方法，不能行头颅 MRI 的患者可行增强CT 检查。有头痛、呕吐等不适，但 MRI/CT 未发现脑实质转移者，应行腰椎穿刺检查。

脑转移的治疗原则概述

1. **方案选择**　手术、放疗、药物治疗和对症支持治疗。
2. **总体治疗原则**　在充分评估患者全身情况的前提下，优先考虑针对脑转移的手术和 / 或放疗。HER-2 阳性乳腺癌脑转移患者可考虑进行药物治疗。

脑转移的治疗方法概述

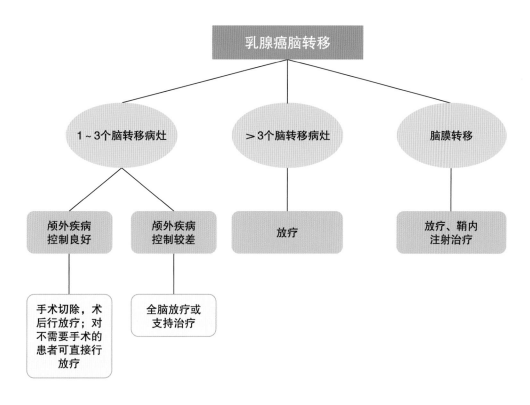

爱心小贴士

1．如何治疗乳腺癌脑膜转移？

目前没有针对乳腺癌脑膜转移的标准治疗方法，放疗、鞘内注射治疗、全身系统治疗和支持治疗都可选择，应综合患者的预后判断，进行多学科会诊讨论治疗方案。

2．如何治疗颅内压增高？

常规给予甘露醇、糖皮质激素（如地塞米松）、利尿剂等治疗颅内压增高，以减轻脑水肿症状。放疗后出现顽固性脑水肿者，可给予贝伐珠单抗治疗。

治疗札记

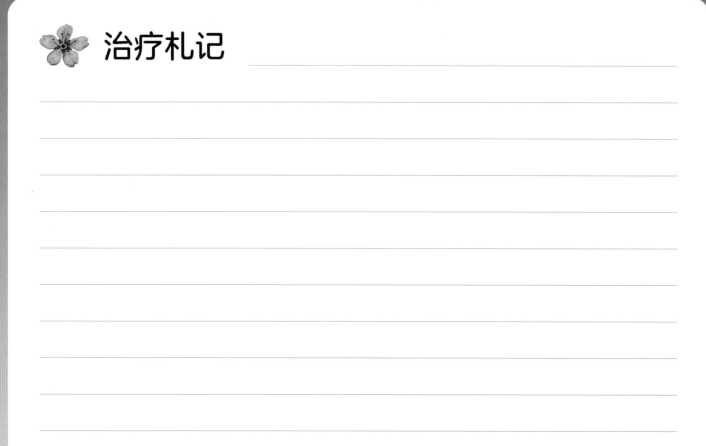

治疗札记

乳腺癌的治疗管理

消化道不良反应的治疗管理

恶心、呕吐是化疗常见的消化道不良反应，在化疗期间应常规采用预防性止吐方案，止吐药通常在化疗药物输注前使用。

部分化疗药物及靶向药物，如拉帕替尼、吡咯替尼、卡培他滨等可能导致腹泻，如果用药期间患者出现严重腹泻，应由医生评估后暂停用药或者下调药物剂量，必要时予以相应止泻治疗。

 爱心小贴士

1. 化疗期间建议患者食用清淡、易消化的食物，少量多餐、多饮水、多吃新鲜水果及蔬菜，避免摄入油腻、刺激性食物。

2. 化疗期间患者应注意大便的次数及颜色，如果发现与以往不同，要留取标本并及时通知医生。

骨髓抑制的治疗管理

　　骨髓抑制是化疗常见的不良反应，包括白细胞减少、血红蛋白下降和血小板减少。

　　白细胞减少大多出现在联合化疗后 1～2 周，10～14 天白细胞降至最低点。对于化疗后可能发生严重骨髓抑制的患者，需要预防性使用升白细胞制剂。促红细胞生成素是治疗化疗导致贫血的方法。对血小板减少风险高的患者应预防性进行升血小板治疗。

爱心小贴士

1．什么情况下需要使用长效升白细胞制剂？

基于长效升白细胞制剂预防使用的疗效和便捷性，建议对于严重骨髓抑制发生风险高的患者优先使用长效制剂，可有效降低严重骨髓抑制的发生风险。

2．化疗后接受预防性升白细胞或者升血小板治疗是否需要复查血常规？

即使接受预防性升白细胞或者升血小板治疗，仍然不能完全避免骨髓抑制的发生，因此患者需要规范复查血常规，如有异常及时处理。

心脏毒性的治疗管理

　　蒽环类药物以及部分抗 HER-2 靶向药物有心脏毒性的发生风险，使用这些药物前应充分评估患者的心脏功能，并在治疗过程中进行定期监测。

　　推荐复发转移性乳腺癌患者在首次使用蒽环类药物前应用右雷佐生，不推荐曲妥珠单抗 ± 帕妥珠单抗联合蒽环类化疗以免增加心脏毒性，推荐术后辅助治疗的患者在蒽环类化疗后使用曲妥珠单抗 ± 帕妥珠单抗。

爱心小贴士

1. 如何进行心脏功能随访？

常用的心脏功能评估手段包括心电图、超声心动图，需要重点关注患者的左心室射血分数（LVEF）水平。在使用具有心脏毒性的药物期间应该每 3 个月监测一次心脏功能，若有无症状性心功能损伤，监测频率应更高（如每 6～8 周监测一次）。

2. 应该如何处理乳腺癌患者治疗过程中出现的心脏毒性？

如果患者在治疗过程中出现心脏不适症状，应及时至医院就诊，医生会依据患者心功能的受损程度决定其是否需要暂停用药或者终止治疗。必要时需要请心脏内科医生协同治疗，给予相应处理。

其他方式的治疗管理

内分泌治疗

1. **他莫昔芬（TAM）的治疗管理**　TAM 常见不良反应包括潮热、阴道出血、脂肪肝等，需要重视子宫内膜癌的发生风险，用药期间应每 12 个月进行一次妇科检查。

2. **芳香化酶抑制剂（AI）的治疗管理**　长期服用 AI 可能导致骨质疏松、关节疼痛等不良反应。患者在用药开始前及用药期间应常规进行骨密度监测，推荐每 6 个月监测一次。骨质疏松的患者可使用双膦酸盐治疗。

酪氨酸激酶抑制剂

酪氨酸激酶抑制剂（TKI）常见不良反应包括腹泻、药物性肝损伤、恶心、呕吐、皮肤不良反应、心脏毒性、口腔黏膜炎等，其中以腹泻最为常见，且 3 ~ 4 级的发生率较高。拉帕替尼、吡咯替尼和奈拉替尼导致的腹泻绝大多数在用药第 1 周至 1 个月内出现，半数以上患者 3～4 级腹泻首次发生时间为用药后 1～10 天，中位持续时间为 2～5 天，因此应尽早进行腹泻的防治和管理。

CDK4/6 抑制剂

CDK4/6 抑制剂的不良反应主要包括血液学毒性、腹泻、肝肾功能损伤等。骨髓抑制是可逆的，大部分在推迟用药或减量后可恢复。阿贝西利腹泻的发生率较高，一旦出现稀便，即开始洛哌丁胺止泻治疗，至腹泻停止 12 小时后停服。肝功能损伤大多无症状，血液学检查出现的转氨酶升高大部分在停药后可恢复正常。患者在用药期间应定期检查血常规、肝肾功能等指标。

西达苯胺

　　西达苯胺单药导致的血液学不良反应（包括白细胞降低、血小板降低、血红蛋白降低）多发生于首次服药 6 周内，建议患者在用药的前 6 周密切监测血常规。建议餐后半小时服用西达苯胺。

 爱心小贴士

乳腺癌患者出现绝经相关症状可以补充雌激素吗？

　　乳腺癌患者可能因生理因素或使用的药物因素而引起绝经相关症状，但乳腺癌是激素替代治疗的禁忌证，故患者应选择其他非激素药物治疗绝经相关症状，包括植物类药物、植物雌激素、中药等。

免疫检查点抑制剂的治疗管理

目前越来越多的乳腺癌患者接受 PD-1/PD-L1 免疫检查点抑制剂治疗，不良反应的管理也应得到重视。常见不良反应发生在皮肤、内分泌系统、肺、肝、胃肠等，其他器官和系统的不良反应较为少见。

免疫检查点抑制剂的用药注意事项

在免疫治疗前患者应进行评估及检查，包括血液学检查、皮肤检查、心脏检查、内分泌检查、肺部检查及肺功能检查等。治疗中患者应每 4 ~ 6 周进行一次上述检查。

常见免疫相关不良反应的临床表现

1. **免疫相关皮肤不良反应**　常见表现包括斑丘疹、瘙痒、皮炎、皮肤色素减退等。
2. **免疫相关甲状腺功能异常**　包括甲状腺功能亢进、甲状腺功能减退、垂体炎。

3．**免疫相关肺炎**　1/3 的患者发病时无症状，有症状的患者常见表现包括呼吸困难、咳嗽、胸痛、发热及乏力等。

4．**免疫相关肝炎**　转氨酶水平升高相对常见，也有患者表现为胆红素升高。

5．**免疫相关消化道不良反应**　常见表现包括腹泻、痉挛、里急后重、腹痛等。

常见免疫相关不良反应的处理

　　一旦出现免疫相关不良反应，临床医生将根据患者的症状、体征、实验室检查结果准确评估不良反应的严重程度，根据分级制订适合患者的治疗方案。

爱心小贴士

免疫相关不良反应会非常严重吗?

总体而言,相比于化疗,免疫相关不良反应的发生率低,多为轻中度,具有可逆性,但少数可导致严重的致命性后果。在接受免疫治疗的过程中,患者一旦感觉身体有异常,应及时向医护人员报告,及时就诊。

治疗札记

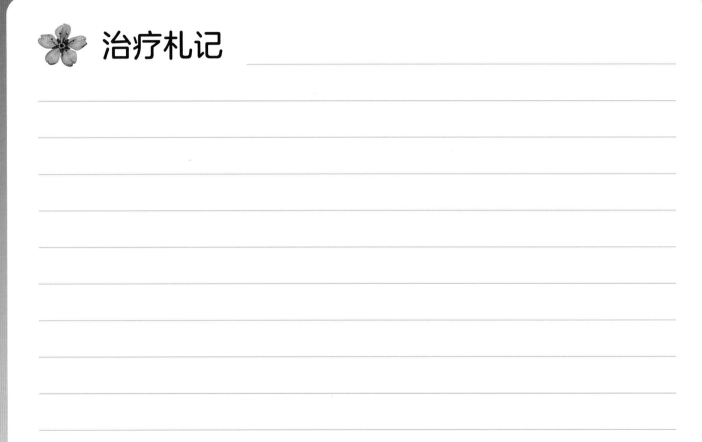

治疗札记

常态化疫情防控背景下
乳腺癌患者的全程管理

全程管理的总体原则和具体措施

在新型冠状病毒肺炎疫情流行或其他重大突发公共卫生事件发生期间，需要加强对乳腺癌患者的全程管理，总体原则是最大程度地降低疫情对肿瘤治疗的影响，最大程度地保护肿瘤患者免受病毒感染，最大程度地保证抗肿瘤治疗的连续性。

1. 目前，我国大多数三级医院开发了相应的互联网医院。对于可能需要治疗的患者，可以先在互联网医院就诊；对于确实需要治疗的患者，可前往医院进一步处理。

2. 疫情期间，需要加强对患者的全程管理，总体原则是优先考虑内分泌治疗，优先选择口服化疗药，优先采用短程输液治疗。

乳腺癌患者接种新型冠状病毒疫苗的指导

新型冠状病毒疫苗接种是预防新型冠状病毒感染、减轻感染症状和降低感染后致死率的有效手段之一，是建立全民免疫屏障的关键举措。绝大多数乳腺癌患者没有针对新型冠状病毒的免疫力，甚至由于肿瘤患者的免疫状况，可能成为新型冠状病毒的易感人群。综合考虑新型冠

84

状病毒疫苗接种的安全性和有效性，专家普遍认为，在条件许可时，乳腺癌患者应该及时接种新型冠状病毒疫苗。

确诊乳腺癌的患者接种新型冠状病毒疫苗的时机

对于病理确诊的乳腺癌患者，如果尚未接种新型冠状病毒疫苗，应该优先安排手术，再根据患者的恢复情况择期进行疫苗接种；如果已经接种第一剂新型冠状病毒疫苗，尚未完成第二剂接种，建议在第一剂疫苗接种 1 周后，或者第二剂疫苗接种 1 周前手术，手术与疫苗接种的间隔时间应该超过 1 周。另外，近半数专家认为，接种新型冠状病毒疫苗的决策与手术的方式关联性不大，而应重点关注术后患者的身体恢复状况。

早期乳腺癌患者接种新型冠状病毒疫苗的时机

1. 正在接受新辅助化疗或联合新辅助靶向治疗的患者，应暂缓接种新型冠状病毒疫苗；对于接受新辅助内分泌治疗的患者，建议经过评估后接种。

2．正在接受辅助化疗的乳腺癌患者，建议暂缓接种新型冠状病毒疫苗，可在辅助化疗完成 1 个月以后开始接种；如果患者确诊乳腺癌之前已经接种了第一剂新型冠状病毒疫苗，可按计划完成后续疫苗接种，但应避免与化疗同时进行。

3．术后单纯辅助靶向治疗或联合辅助内分泌治疗的患者，建议在医生充分评估后接种新型冠状病毒疫苗。辅助内分泌治疗期间，应该推荐接种新型冠状病毒疫苗。乳腺癌患者术后辅助放疗期间不建议接种新型冠状病毒疫苗。

晚期乳腺癌患者接种新型冠状病毒疫苗的时机

复发转移性乳腺癌患者的身体状况、免疫功能与早期乳腺癌患者有一定差别，故新型冠状病毒疫苗接种的决策标准与早期乳腺癌患者有所不同。

1．口服卡培他滨治疗期间，经医生评估患者的身体状况允许，则可考虑接种新型冠状病毒疫苗。

2．口服吡咯替尼、CDK4/6 抑制剂或西达本胺等药物治疗的患者，不建议接种新型冠状病毒疫苗。

3．使用 PD-1/PD-L1 抑制剂治疗期间的患者，不建议接种新型冠状病毒疫苗。

参与临床研究的患者接种新型冠状病毒疫苗的时机

建议根据临床研究的具体方案及研究所处的阶段来决定患者是否可以接种疫苗。如果患者在进入筛选期前已经接种了第一剂疫苗，可以按计划完成疫苗接种再考虑参加临床研究；如果患者已经进入筛选期，建议暂不接种疫苗。在临床研究初筛阶段，应该尽量避免接种疫苗，以免对研究结果的判读产生影响；治疗后病情稳定、研究进入维持阶段的随访期患者，可以接种新型冠状病毒疫苗。

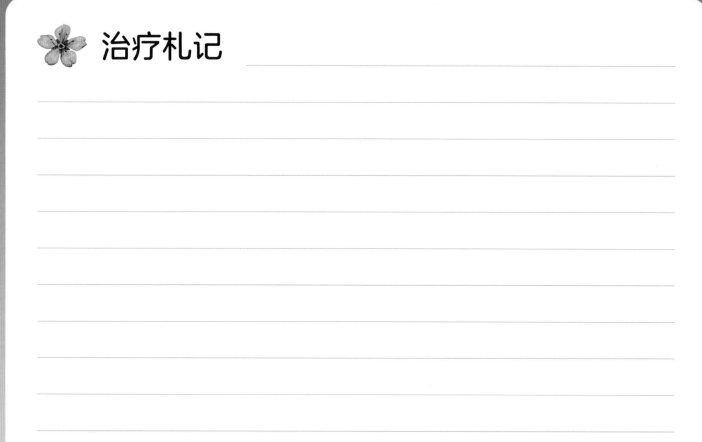

治疗札记

附　录

生物类似药

　　生物类似药是指在质量、安全性和有效性方面与已获准注册的参照药（主要为原研药）具有相似性的治疗用生物制品。

　　生物类似药上市受到严格的法规监管，需要提供完整的证实相似性的药学、非临床和临床试验数据。生物类似药与参照药在质量、安全性及有效性方面不存在具有临床意义的差别。生物类似药在一定程度上可以提高药品的可及性、节约医疗成本，其在全球已积累了十余年的用药经验。

　　生物类似药临床应用时需要进行规范化管理，医生要履行告知义务，告知患者抗肿瘤原研药与生物类似药的差别，保障患者的知情同意权。所有患者都享有平等的医疗保障权，在医疗过程中都享有获得基本的、合理的诊治和护理的权利。

临床研究

　　临床研究是指任何在人体（患者或健康志愿者）进行的药物系统性研究，以证实或揭示试验药物的作用、不良反应和／或试验药物的吸收、分布、代谢和排泄，目的是确定试验药物的疗效与安全性。临床研究一般分为Ⅰ期、Ⅱ期、Ⅲ期、Ⅳ期。

患者参加临床研究可以获得的益处如下。

法律保护，保障患者权益

新药的临床研究必须经国家药品监督管理局、伦理委员会的审查批准，其实施必须符合《药物临床试验质量管理规范 GCP》的规定。

权威保障，专家快速诊疗

开展临床研究的医院必须经过国家药品监督管理局核查，研究医生一般为各大型三甲医院的权威专家。临床研究会有专门的研究人员对接，帮助患者开通绿色通道。

先进的治疗理念

科学在不断发展，绝大部分临床研究采用国际最前沿的治疗方案，为患者提供最新的药物治疗机会和最优的医疗服务。

免费用药，经济补助

临床研究使用的新药及试验相关检查一般由研究的发起机构免费提供给患者。此外，多数临床研究还会为患者提供一定金额的补助。

 ## 循环肿瘤标志物和二代基因测序技术

外周血标本可以实时获取，对患者的创伤小，其中含有大量肿瘤来源的标志物，可以用于肿瘤的及时评估。这些标志物被称为循环肿瘤标志物，主要包括循环肿瘤细胞（circulating tumor cell，CTC）、循环肿瘤 DNA（circulating tumor DNA，ctDNA）以及细胞外囊泡等，其中 CTC 和 ctDNA 在肿瘤评估中的应用尤为广泛。

二代基因测序技术又被称为高通量测序，它革命性地开创了个性化医疗、遗传疾病个体化诊疗、癌症个体化治疗、药物基因组学检测等多个领域，可以为疾病早期诊断、疗效监测、耐药提示以及治疗方案的选择提供帮助。二代基因测序技术价格不菲，尚未进入国家医保目录，乳腺癌患者应根据病情发展阶段，按照医生建议选择该项检查。

 ## 人工智能辅助诊疗决策

人工智能是精准医学时代重要的发展方向，大数据的建立、深度学习和计算机技术的发展、诊疗模式的转变为医学人工智能的发展提供了机遇。目前，人工智能已在医学影像、病理、辅助决策系统等方面取得了一定进展。

智能影像助力肿瘤诊断与疗效评估

在乳腺癌诊疗领域，智能影像已经在病变诊断、疗效评估甚至预测分子分型方面取得了一定的研究成果。

智能病理加速肿瘤的定性和定量判断

智能病理已在乳腺癌等多种肿瘤中获得应用，应用范围集中于细胞学初筛、良恶性鉴别、形态定量分析、组织学分类等方面。智能病理的发展应用不但能减轻病理医生的负担，还可以在一定程度上弥补病理医生主观分析的不足，提升病理定性和定量判断水平，提高病理诊断的准确度，为患者提供个体化的治疗意见和疾病预后判断，推动精准病理的发展。

智能决策丰富临床实践的决策模式

　　智能决策系统能够结合人工智能的学习分析能力及专家的经验，提供更加准确的决策方案。

　　人工智能在肿瘤领域的作用比在其他医学领域更为重要。肿瘤的治疗需要多学科的参与，通过人工智能可以汇总、分析得出一整套规范的治疗方案，这个治疗方案并非针对某个时间点，而是针对患者治疗的全过程。医学专家鼓励开展人工智能相关的临床研究，发展我国自主知识产权的人工智能决策系统。

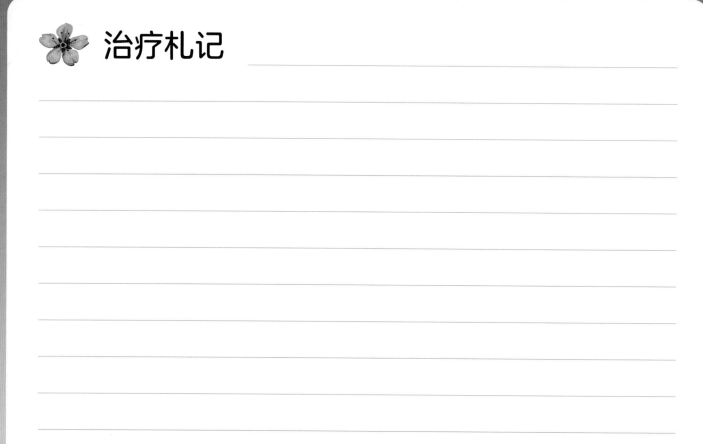

治疗札记

治疗札记

图书在版编目（CIP）数据

中国临床肿瘤学会患者教育手册. 乳腺癌 / 江泽飞，
殷咏梅主编. —北京：人民卫生出版社，2022.11（2023.12重印）

ISBN 978-7-117-33926-1

Ⅰ. ①中… Ⅱ. ①江… ②殷… Ⅲ. ①肿瘤—防治—
手册 ②乳腺癌—防治—手册 Ⅳ. ①R73-62 ②R737.9-62

中国版本图书馆 CIP 数据核字（2022）第 201997 号

人卫智网　www.ipmph.com　医学教育、学术、考试、健康，购书智慧智能综合服务平台
人卫官网　www.pmph.com　人卫官方资讯发布平台

中国临床肿瘤学会患者教育手册：乳腺癌
Zhongguo Linchuang Zhongliu Xuehui Huanzhe Jiaoyu Shouce：Ruxian'ai

主　　编：江泽飞　殷咏梅		经　　销：新华书店		
出版发行：人民卫生出版社（中继线 010-59780011）		开　　本：889×1194　1/32　印张：3.5		
地　　址：北京市朝阳区潘家园南里 19 号		字　　数：64 千字		
邮　　编：100021		版　　次：2022 年 11 月第 1 版		
E - mail：pmph @ pmph.com		印　　次：2023 年 12 月第 6 次印刷		
购书热线：010-59787592　010-59787584　010-65264830		标准书号：ISBN 978-7-117-33926-1		
印　　刷：北京顶佳世纪印刷有限公司		定　　价：39.00 元		

打击盗版举报电话：010-59787491　E-mail：WQ @ pmph.com
质量问题联系电话：010-59787234　E-mail：zhiliang @ pmph.com
数字融合服务电话：4001118166　E-mail：zengzhi @ pmph.com

55检